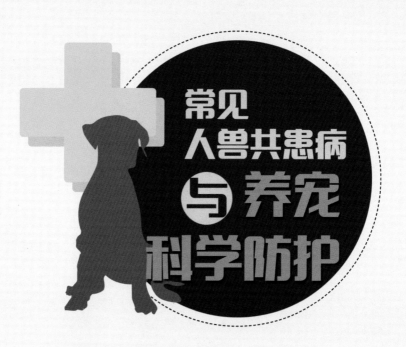

常见
人兽共患病
与养宠
科学防护

赵彬 曹瑞 主编

中国农业出版社

北 京

图书在版编目（CIP）数据

常见人兽共患病与养宠科学防护 / 赵彬，曹瑞主编
. —北京：中国农业出版社，2020.4
ISBN 978-7-109-26640-7

Ⅰ.①常… Ⅱ.①赵… ②曹… Ⅲ.①人畜共患病－
防治②宠物－饲养管理 Ⅳ.①R535②S855.99③S865.3

中国版本图书馆CIP数据核字(2020)第037425号

中国农业出版社出版
地址：北京市朝阳区麦子店街18号楼
邮编：100125
责任编辑：弓建芳 刘 伟
版式设计：杨 婧 责任校对：张楚翘
印刷：中农印务有限公司
版次：2020年4月第1版
印次：2020年4月北京第1次印刷
发行：新华书店北京发行所
开本：787mm×1092mm 1/24
印张：3
字数：80千字
定价：30.00元

编 写 人 员

主　编　赵　彬　曹　瑞

副主编　孟　慧

编　者（以姓氏笔画为序）

　　　　孟　慧　赵　彬　高利华

　　　　曹　瑞

主　审　王君玮　张喜悦

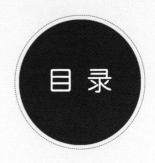

目 录

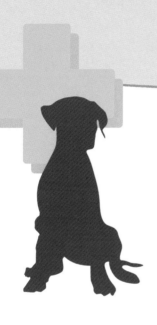

常见人兽共患病

一、新型冠状病毒肺炎

新型冠状病毒肺炎（Novel coronavirus pneumonia，NCP），简称"新冠肺炎"，是2019新型冠状病毒感染导致的肺炎。2019年12月，湖北省武汉市居民出现不明原因的肺炎，病例临床表现主要为发热，少数病人呼吸困难，现已证实为2019新型冠状病毒感染引起的急性呼吸道传染病。

（一）病原

冠状病毒隶属于冠状病毒科，具有螺旋对称的衣壳和外套膜结构。

2020年2月11日，世界卫生组织总干事谭德塞在瑞士日内瓦宣布，将新型冠状病毒感染的肺炎命名为COVID-19。同时，国际病毒分类学委员会将引发病症的冠状病毒正式命名为"Severe Acute Respiratory Syndrome Coronavirus 2"，缩写为SARS-CoV-2。

（二）传播途径

新型冠状病毒肺炎的传播途径主要是经呼吸道飞沫传播（直接吸入感染者喷嚏、咳嗽、说话的飞沫，导致感染）和接触传播（手接触沉积在物体表面的病毒，进而接触口腔、鼻腔、眼睛等黏膜，导致感染）。此外，还有研究人员认为新型冠状病毒可能污染眼结膜上皮，引起眼部并发症进而导致呼吸道感染。钟南山院士团队的最新研究还发现，部分患者的粪便以及尿液样本中新型冠状病毒核酸检测呈阳性，并在一例重症患者粪便样本中分离出活的新型冠状病毒，因此，人们应关注公共卫生环境对病毒传播的潜在影响。另外，病毒可能会随着气溶胶的流动传播。

基于流行病学调查，新型冠状病毒在人体内的潜伏期通常为1～14d，最长可达24d。

（三）临床症状

新型冠状病毒肺炎的临床表现以发热、乏力、干咳为主，少数患者伴有鼻塞、流涕、咽痛和腹泻等症状；重症患者多在发病一周后出现呼吸困难或低氧血症，严重者快速发展为急性呼吸窘迫综合征、脓毒症休克、难以纠正的代谢性酸中毒和出凝血功能障碍。

轻型患者可能仅表现为低热、轻微乏力等，无肺炎表现。此外，在发病早期，患者的外周血白细胞总数正常或降低，淋巴细胞计数减少；部分患者可出现肝酶、LDH、肌酶和肌红蛋白增高。

（四）预防

新冠肺炎患者通常存在潜伏期，且在潜伏期内往往无特异性症状，因此，在尚无有效的抗感染药物或有效疫苗阶段，隔离、检疫和阻断病毒传播等干预措施是控制新冠肺炎感染的最有效手段。

在人员的防控方面，建议使用包括护目镜在内的个人防护设备，以及外科口罩或一次性N95过滤呼吸器。此外，用肥皂洗手、75%乙醇消毒对阻断病毒传播有一定效果。

1. 个人和家庭新冠肺炎预防措施

（1）尽量减少外出活动

①避免去疾病正在流行的地区。

②避免去确诊患者到过的地方。

③假期期间减少走亲访友和聚餐，尽量在家休息。

④减少到人员密集的公共场所活动，尤其是空气流动性差的地方。

（2）做好个人防护

①外出佩戴口罩。外出前往公共场所、就医和乘坐公共交通工具时，佩戴医用外科口罩或N95口罩。

②随时保持手清洁卫生。减少接触公共场所的公共物品；从公共场所返回、咳嗽手捂之后、饭前饭后，用洗手液或香皂流水洗手，或者使用含酒精成分的免洗洗手液；不确定手是否清洁时，避免用手接触口、鼻、眼；打喷嚏或咳嗽时，用手肘、衣服遮住口、鼻。

（3）健康监测与就医

①主动做好个人与家庭成员的健康监测，每天要主动测量体温2次。

②若出现可疑症状，应主动戴上口罩及时就近就医。若出现新冠肺炎可疑症状（包括发热、咳嗽、咽痛、胸闷、呼吸困难、乏力、精神稍差、恶心呕吐、腹泻、头痛、心慌、结膜炎、四肢或背腰部肌肉酸痛等），应根据病情，及时到医疗机构就诊，并尽量避免乘坐地铁、公共汽车等交通工具，就诊时应主动告诉医生自己的相关疾病流行地区的旅行、居住史，以及出现症状后接触过的人。

（4）保持良好卫生和健康习惯

①居室勤开窗，经常通风。

②家庭成员不共用毛巾，保持家居、餐具清洁，勤晒衣被。

③不随地吐痰，口鼻分泌物用纸巾包好，弃置于有盖垃圾箱内。

④注意营养，适度运动。

⑤不要接触、购买和食用野生动物；尽量避免前往售卖活体动物的市场。

⑥家庭置备体温计、医用外科口罩或 N95 口罩、家用消毒用品等物品。

⑦家庭成员若被确诊为新冠肺炎，则其密切接触者应隔离接受 14d 医学观察。

⑧对有症状的家庭成员经常接触的地方和物品进行消毒。

2. 有疾病流行地区居住旅行史人员新冠肺炎预防措施

（1）尽快到所在村支部或社区进行登记，减少外出活动，尤其是避免到人员密集的公共场所活动。

（2）从离开疾病流行地区的时间开始，连续 14d 进行自我健康状况监测，每天两次。条件允许时，尽量单独居住或居住在通风良好的单人房间，并尽量减少与家人的密切接触。

（3）若出现可疑症状（包括发热、咳嗽、咽痛、胸闷、呼吸困难、乏力、精神稍差、恶心呕吐、腹泻、头痛、心慌、结膜炎、四肢或背腰部肌肉酸痛等），应根据病情及时就诊。

①尽量自己佩戴好医用外科口罩或 N95 口罩去医院。

②如果可以，应避免乘坐公共交通工具前往医院，路上打开车窗。

③时刻佩戴口罩和随时保持手卫生。在路上和医院时，尽可能远离其他人（至少 1m）。

④若路途中污染了交通工具，建议使用含氯消毒剂或过氧乙酸消毒剂，对所有被呼吸道分泌物或体液污染的表面进行消毒。

3. 公共场所新冠肺炎预防措施

（1）公共场所工作人员要自行健康监测，若发现新冠肺炎可疑症状（如发热、咳嗽、咽痛、胸闷、呼吸困难、乏力、精神稍差、恶心呕吐、腹泻、头痛、心慌、结膜炎、四肢或背腰部肌肉酸痛等），不要带病上班。

（2）若发现新冠肺炎的可疑症状者，工作人员应要求其去医院。

（3）公用物品及公共接触物品或部位要定期清洗和消毒。

（4）保证空调系统或排气扇运转正常，定期清洗空调滤网，加强开窗通风换气，保持公共场所内空气流通。

（5）洗手间要配备足够的洗手液，保证水龙头等供水设施正常工作。

（6）保持环境卫生清洁，及时清理垃圾。

（7）疾病流行地区，公众应避免前往公共场所。

4.公共交通工具新冠肺炎预防措施

（1）公共交通工具在岗工作人员应佩戴医用外科口罩或N95口罩，并每日做好健康监测。

（2）公共交通工具建议备置体温计、口罩等物品。

（3）增加公共交通工具清洁与消毒频次，做好清洁消毒工作记录和标识。

（4）保持公共交通工具良好的通风状态。

（5）保持车站、车厢内的卫生整洁，及时清理垃圾。

（6）做好人员工作与轮休安排，确保司乘人员得到足够休息。

二、SARS

重症急性呼吸综合征（SARS）为一种由SARS冠状病毒（SARS-CoV）引起的急性呼吸道传染病。世界卫生组织（WHO）将其命名为重症急性呼吸综合征。

（一）传播途径

主要传播方式为近距离飞沫传播或接触患者呼吸道分泌物。另外，也可通过气溶胶传播，易感者可以在未与SARS患者见面的情况下，有可能因为吸入了悬浮在空气中含有SARS病毒的气溶胶而感染。间接接触是SARS病毒传播的次要途径。病毒可由被污染的手、玩具等经口鼻黏膜、眼结膜而传播。

（二）临床症状

潜伏期1～16d，常见为3～5d。起病急，传染性强，以发热为首发症状，可有畏寒，体温常超过38℃，呈不规则热或弛张热、稽留热等，热程多为1～2周；伴有头痛、肌肉酸痛、全身乏力和腹泻。起病3～7d后出现干咳、少痰，偶有血丝痰，肺部体征不明显。病情于10～14d达到高峰，发热、乏力等感染中毒症状加重，并出现频繁咳嗽，气促和呼吸困难，略有活动则气喘、心悸，被迫卧床休息。这个时期易发生呼吸道的继发感染。

病程进入2～3周后，发热渐退，其他症状减轻。肺部炎症恢复较为缓慢，体温正常后仍需2周左右才能完全吸收恢复正常。

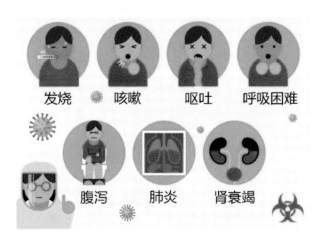

（三）预防

1. 控制传染源

（1）疫情报告　我国已将重症急性呼吸综合征列入《中华人民共和国传染病防治法》2004年12月1日施行的法定传染病乙类首位，并规定按甲类传染病进行报告、隔离治疗和管理。发现或怀疑本病时，应尽快向卫生防疫机构报告。做到早发现、早隔离、早治疗。

（2）隔离治疗患者　对临床诊断病例和疑似诊断病例应在指定的医院按呼吸道传染病分别进行隔离观察和治疗。

（3）隔离观察密切接触者　对医学观察病例和密切接触者，如条件许可应在指定地点接受隔离观察，为期14d。在家中接受隔离观察时应注意通风，避免与家人密切接触，并由卫生防疫部门进行医学观察，每天测量体温。

2. 切断传播途径

（1）社区综合性预防　减少大型群众性集会或活动，保持公共场所通风换气、空气流通。

（2）保持良好的个人卫生习惯　不随地吐痰，避免在人前打喷嚏、咳嗽、清洁鼻腔，且事后应洗手；确保住所或活动场所通风；保持乐观心态，饮食均衡，多喝水，休息充足，增强抵抗力；避免去人多或相对密闭的地方，应注意戴口罩。

（3）医院应设立发热门诊，建立本病的专门通道。

3. 做好个人防护

（1）个人防护用品包括口罩、手套、防护服、护目镜或面罩、鞋套等。其中以防护口罩与手套最为重要，一般接触患者应戴由12层以上纱布制成的口罩，有条件的或在SARS感染区则应佩戴N95口罩。在对危重患者进行抢救、插管、口腔护理等近距离接触时，还应佩戴护目镜或面罩。

（2）医护人员在日常工作中必须树立良好的个人防护意识。呼吸内科门诊和急诊室值班医生平时应佩戴口罩，当有发热、呼吸困难、类似肺炎表现的患者就诊时，更应特别注意做好个人防护。对诊疗患者时所使用的器械包括听诊器、书写笔等，要注意消毒或清洗，避免因器械污染而造成传播。接触患者后，手部在清洗前不要触摸身体的其他部位，尤其是眼睛、鼻部、口腔等黏膜部位。

（3）对医务人员尤其是诊治SARS患者的一线医护人员应加强健康监测工作。所有进入SARS患者病区的工作人员均应进行登记，并记录与患者接触时采取的防护措施情况。工作人员在离开时，禁止将污染物品带出病区；离开病区时或回家后，应洗澡、更衣。病区工作人员应每天测体温，注意自己的健康状况，一旦出现发热或其他症状，应立即停止工作，并实行医学观察，直到排除感染为止。

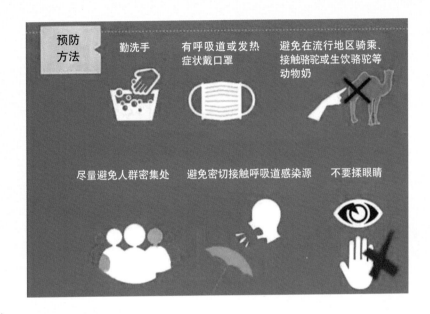

三、高致病性禽流感

禽流感是禽流行性感冒的简称，是由A型禽流行性感冒病毒引起的一种禽类（家禽和野禽）传染病。禽流感病毒感染后可以表现为轻度的呼吸道症状、消化道症状，死亡率较低；或表现为较严重的全身性、出血性、败血性症状，死亡率较高。禽流感病毒有不同的亚型，由H5和H7亚型毒株（以H5N1和H7N7为代表）所引起的疾病称为高致病性禽流感，高致病性禽流感病毒可以直接感染人，并造成死亡。

（一）病原

高致病性禽流感是由正黏病毒科流感病毒属A型流感病毒引起的以禽类为主的烈性传染病。世界动物卫生组织（OIE）将其列为必须报告的动物传染病，我国将其列为一类动物疫病。

（二）传播途径

通过飞沫及接触呼吸道分泌物是其主要传播途径。如果直接接触带有相当数量病毒的物品，如发病家禽的粪便、羽毛、呼吸道分泌物、血液等，也可经过眼结膜和破损皮肤引起感染。

（三）致病性

根据致病性的不同，可以将禽流感分为高致病性禽流感、低致病性禽流感和无致病性禽流感。感染人的禽流感病毒主要为H5N1、H9N2、H7N7三种，其中感染H5N1的患者病情重，病死率高。原本为低致病性禽流感病毒株（H5N2、H7N7、H9N2），可经6～9个月禽间流行的迅速变异而成为高致病性毒株（H5N1），发病率和死亡率都很高，危害巨大。

（四）症状

人感染高致病性禽流感后，主要表现为发热，体温大多在39℃以上，持续1～7d，一般为3～4d，可伴有流涕、鼻塞、咳嗽、咽痛、头痛、全身不适。部分患者可有恶心、腹痛、腹泻等症状。除了上述表现之外，人感染高致病性禽流感重症患者还可出现肺炎、呼吸窘迫等表现，可导致死亡。

动物感染高致病性禽流感潜伏期几小时到数天，最长可达21d。发病初期无明显临床症状，表现为禽群突然暴发，常无明显症状而突然死亡。病程稍长时，病禽体温升高，精神高度沉郁，食欲废绝，羽毛松乱；有咳嗽、啰音和呼吸困难表现，甚至可闻尖叫声；冠、肉髯发绀或呈紫黑色；眼结膜发炎，眼、鼻腔有较多浆液性或黏液性或黏脓性分泌物；病禽腿部鳞片有红色或紫黑色出血；病禽有腹泻，排出黄绿色稀便。有的病禽可见神经症状，共济失调，不能走动和站立。

（五）预防

1.处理家禽及制品

（1）购买活鸡时，应在正规销售点购买经动物卫生监督机构检疫的健康鸡。同时应注意避免直接接触活鸡和鸡粪。若需处理冰鲜家禽或家禽尸体，必须时刻保持个人及手部卫生。处理家禽、禽类制品或禽蛋时切勿触摸口、鼻或眼睛，其后亦必须用清水彻底洗手。

（2）要彻底煮熟蛋类，直至蛋黄及蛋白都凝固才可进食，也不要把食物蘸着加有生蛋混和的酱料一同进食。

2. 保持良好的个人习惯

（1）经常保持双手清洁，尤其在触摸口、鼻或眼之前。勤洗手，洗手时应以消毒洗手液和清水清洁双手，搓手最少20s。

（2）打喷嚏或咳嗽时应用纸巾掩盖口鼻，把用过的纸巾弃置于有盖垃圾箱内，然后彻底清洁双手。

（3）当出现呼吸道感染症状时，应戴上口罩，避免前往人多拥挤的地方，及时尽早求诊。

（4）饮食均衡、经常运动、休息充足，不要吸烟，避免饮酒，以建立良好身体抵抗力。

3. 保持良好的卫生环境

（1）经常清洁和消毒常接触器具物品的表面，使用1∶99稀释家用漂白水（即把1份5.25%漂白水与99份清水混和）消毒，待15～30min后，用水清洗并抹干。

（2）用吸水力强的即弃抹巾清理可见的污物，如呼吸道分泌物，然后用1∶49稀释家用漂白水消毒被污染的地方及相邻各处，待15～30min后，用水清洗并抹干。

（3）保持室内空气流通。避免前往人多拥挤或空气流通欠佳的公共场合；高危人士在这些地方逗留时应佩戴医用外科口罩。

4. 疫苗接种

（1）目前有供人类使用的H5N1疫苗，但只建议有高风险接触甲型（H5N1）

禽流感病毒的实验室特定人员接种，尚没有预防人类感染其他亚型禽流感的疫苗。

（2）季节性流感疫苗不能预防禽流感，但仍有助降低因感染季节性流感而引致并发症及住院的可能性，并降低同时感染人类甲型流感及禽流感的风险。基于流感疫苗是安全和有效的，而健康人亦有可能发生严重流感感染，因此除个别有已知禁忌证患者外，所有年满6个月或以上的都适宜接种季节性流感疫苗做个人保护。

5.抗病毒药物

抗病毒药物最常用于治疗流感，为预防感染，它们也可用于曾接触过流感病毒的人。预防性流感药物应按医嘱服用。其药力只在服用期间有效；一旦停止服用，预防功效也会消失。因此，不应自行服药，以免出现副作用或导致病毒出现抗药性。

6.给游客的建议

（1）前往受影响地区旅游时，应避免接触禽鸟或其粪便。

（2）应避免或尽量减少到活禽市场或养殖场。

（3）身处外地时，如身体不适，特别是有发烧或咳嗽，应戴上医用外科口罩，立即通知酒店职员或旅游领队，并尽快求诊。

（4）旅客从受禽流感影响地区返回家后，应做好自我隔离。若出现流感样病症，应立即求诊，告诉医生最近曾到访的地方；并佩戴医用外科口罩，以防传染他人。

四、狂犬病

狂犬病是由狂犬病病毒感染所致的急性传染病，为人兽共患病，多见于犬、狼、猫等动物。人多因被病兽咬伤而感染。临床表现为特有的恐水、怕风、咽肌痉挛、进行性瘫痪等。因恐水症状比较突出，故本病又名恐水症。

（一）病原

狂犬病病毒属于弹状病毒科狂犬病毒属，单股RNA病毒。动物通过互相间的撕咬而传播病毒。人感染狂犬病主要是由狂犬病病毒通过动物传播给人而致。狂犬病病毒含5种蛋白，即糖蛋白（G）、核蛋白（N）、聚合酶（L）、磷蛋白（NS）及基质（M）等。狂犬病病毒的糖蛋白能与乙酰胆碱结合，决定了狂犬病病毒的噬神经性。

狂犬病病毒在环境中不稳定。紫外线照射、蛋白酶、酸、胆盐、乙醚、升汞、新洁尔灭以及自然光、热能都可迅速破坏病毒活力。56℃ 15～30min内、1%甲醛溶液和3%来苏儿可使病毒灭活，60%以上乙醇也能很快杀死病毒。

（二）来源与传播途径

所有温血动物对狂犬病病毒均易感，其中臭鼬、野生犬科动物、浣熊、蝙蝠及牛最易感，其次为犬、猫、马、绵羊、山羊及人等。自然界中野生动物是狂犬病病毒的贮存宿主，犬、猫等动物对狂犬病病毒高度敏感，应及时进行有效的预防接种。

狂犬病病毒主要存在于脑组织，唾液腺和唾液中也有大量病毒，并随唾液排出体外。本病的传播主要通过动物咬伤的皮肤、黏膜感染，亦有通过呼吸道及误食患病动物的肉传播感染的报道。

（三）致病性

传染源主要为病犬，其次为病猫及病狼等。人被患病动物咬伤后，动物唾液中的病毒通过伤口进入人体而引发疾病，少数患者也可因眼结膜被患病动物唾液污染而患病。狂犬病病毒主要侵犯脑干和小脑等处的神经元，在灰质内大量复制，沿神经下行到达唾液腺、角膜、鼻黏膜、肺、皮肤等部位，对宿主主要的损害来自内基小体，即为其废弃的蛋白质外壳在细胞内聚集形成的嗜酸性颗粒，内基小体广泛分布在患者的中枢神经细胞中，也是本病实验室诊断的一个指标。

人感染后并非全部发病，被病犬咬伤而未做预防注射者15%～20%发病，其发病因素与咬伤部位、创伤程度、伤口处理情况、衣着薄厚及注射疫苗与否有关。

（四）临床症状

潜伏期长短不一，多数在3个月以内，潜伏期的长短与年龄（儿童较短）、伤口部位（头面部咬伤的发病较早）、伤口深浅（伤口深者潜伏期短）、入侵病毒的数量及毒力等因素有关。其他如清创不彻底、外伤、受寒、过度劳累等，均可能使疾病提前发生。典型临床表现过程可分为以下3期。

1.前驱期或侵袭期　在兴奋状态出现之前，大多数患者有低热、食欲不振、恶心、头痛、倦怠、周身不适等，继而出现恐惧不安，对声、光、风、痛等较敏感，并有喉咙紧缩感。较有诊断意义的早期症状是伤口及其附近感觉异常，有麻、痒、痛及蚁走感等，此乃病毒繁殖时刺激神经元所致，持续 2 ～ 4d。

2. 兴奋期　患者逐渐进入高度兴奋状态，突出表现为恐水、怕风、发作性咽肌痉挛、呼吸困难、排尿排便困难及多汗、流涎等。本期持续 1 ～ 3d。

3. 麻痹期　痉挛停止，患者逐渐安静，但出现迟缓性瘫痪，尤以肢体软瘫为多见。眼肌、颜面肌肉及咀嚼肌也可受累，表现为斜视、眼球运动失调、下颌下坠、口不能闭、面部缺少表情等，本期持续 6 ～ 18h。

狂犬病的整个病程一般不超过 6d，偶见超过 10d 者。此外，尚有以瘫痪为主要表现的麻痹型或静型，也称哑狂犬病。该型患者无兴奋期及恐水现象，而以高热、头痛、呕吐、咬伤处疼痛开始，继而出现肢体软弱、腹胀、共济失调、肌肉瘫痪、大小便失禁等症状。病程长达 10d，最终因呼吸肌麻痹与延髓性麻痹而死亡。由吸血蝙蝠咬伤所致的狂犬病大多如此。

（五）预防

1. 控制传染源　对家庭饲养动物进行免疫接种，管理流浪动物。对可疑因狂犬病死亡的动物，应取其脑组织进行检查，并将其焚毁或深埋，切不可剥皮或食用。

2. 正确处理伤口　被动物咬伤或抓伤后，应立即用 20% 的肥皂水反复冲洗伤口，伤口较深者需用导管伸入，以肥皂水持续灌注清洗。一般不缝合包扎伤口，必要时使用抗菌药物，伤口深时还要使用破伤风抗毒素。

3. 接种狂犬病疫苗　人一旦被咬伤，疫苗注射至关重要，严重者还需注射狂犬病血清。

（1）主动免疫

①暴露后免疫接种。一般被咬伤者0d（第1天，当天）、3d（第4天，以下类推）、7d、14d、28d各注射狂犬病疫苗1针，共5针。成人和儿童剂量相同。严重咬伤者（头、面、颈、手等多部位3处咬伤者或咬伤舔触黏膜者），除按上述方法注射狂犬病疫苗外，应于0d、3d注射加倍量。

②暴露前预防接种。对未咬伤的健康者预防接种狂犬病疫苗，可按0d、7d、28d注射3针，一年后加强一次，然后每隔1～3年再加强一次。

（2）被动免疫　创伤深、严重或发生在头、面、颈、手等处，同时咬人动物确有患狂犬病的可能性，则应立即注射狂犬病血清。该血清含有高效价抗狂犬病免疫球蛋白，可直接中和狂犬病病毒，应及早应用，伤后即用，伤后1周再用几乎无效。

五、炭疽

引起人、各种家畜和野生动物炭疽的病原是炭疽芽孢杆菌，简称炭疽杆菌，几乎所有的哺乳动物甚至某些鸟类都能感染，草食动物最易感染。炭疽是世界动物卫生组织规定的必须通报的疫病。

（一）病原

炭疽杆菌能引起羊、牛、马等动物及人的炭疽病。炭疽杆菌的自然宿主包括草食性野生动物（象、鹿、羚羊等）和家畜（牛、羊、马、驴等）。

炭疽杆菌菌体粗大，两端平截或凹陷，排列似竹节状，无鞭毛，无动力，革兰染色阳性。本菌在氧气充足、温度适宜（25～30℃）的条件下易形成芽孢。芽孢呈椭圆形，位于菌体中央，其宽度小于菌体的宽度。在人和动物体内能形成荚膜，在含血清和碳酸氢钠的培养基中，孵育于CO_2环境下，也能形成荚膜。炭疽杆菌受低浓度青霉素作用，菌体可肿大形成圆珠，称为"串珠反应"，为炭疽杆菌特有的反应。

炭疽杆菌需氧或兼性厌氧，在普通培养基中易繁殖，最适温度为37℃，最适pH为7.2～7.4，在琼脂平板培养24h，生成直径2～4mm的粗糙菌落。菌落边缘不整齐，呈卷发状，在普通肉汤中培养18～24h，管底有絮状沉淀生长。

繁殖体抵抗力不强，60℃经30～60min或75℃经5～15min可杀死，对常用消毒剂敏感。芽孢抵抗力强，在干燥的室温环境中可存活40年；煮沸20min、121℃经10min或160℃干热条件下1h可将芽孢杀死；0.04%碘液10min可将其灭活。

（二）来源与传播途径

人自然感染主要是因为接触污染的动物尸体和皮毛，接触被感染动物污染的土壤；也可因食用加热不充分的病畜肉导致肠炭疽或吸入带有芽孢的尘埃引起肺炭疽。

以感染途径不同可分为皮肤型、肠型和肺型3种。皮肤型炭疽是通过皮肤损伤而感染的；肠型炭疽是通过胃肠黏膜损伤而致；肺型炭疽是通过呼吸吸入炭疽芽孢所致。潜伏期一般0.5～12d，平均2～5d，3种类型的炭疽均有可能致死，但如果早期治疗及时，80%的皮肤型炭疽能恢复正常。

（三）致病性

炭疽杆菌可引起各种家畜、野生动物和人发病，牛、绵羊、鹿的易感性最强，马、骆驼、猪、山羊等次之，犬、猫、食肉动物则有相当大的抵抗力，禽类一般不感染。实验动物中，小鼠、豚鼠、家兔和仓鼠易感，大鼠则有抵抗力。

（四）临床症状

临床中以皮肤炭疽最为常见，一般面部、颈肩部、手及脚等裸露部位出现病变，最初为斑疹或丘疹，随后出现水疱，其内为黄色液体，伴有周围组织的肿胀，随病情进展皮疹可以出现出血性坏死，而稍有塌陷，然后继发皮疹的破溃及浅溃疡，最终形成硬而黑似炭块状的结痂。结痂的皮疹疼痛不明显，稍有痒感，无脓肿形成。疾病的恢复期黑痂可以逐渐脱落，形成瘢痕。在整个病程中，常有轻到中度的发热、头痛和全身不适等症状。当机体抵抗力下降时，致病菌即迅速沿淋巴管及血管向全身扩散，形成败血症并继发炭疽脑膜炎。

（五）防治

患者和病畜都应严格隔离并进行治疗，严格焚毁患者及病畜的用具、分泌物和排泄物。对病畜尸体严禁解剖，经消毒处理后焚烧。

经常发生炭疽的地区，畜群可用无毒芽孢菌苗接种；高危人群可用无毒活菌苗皮肤划痕接种，每年接种1次；与患者密切接触者，可以应用药物预防。

六、布鲁氏菌病

布鲁氏菌病是由布鲁氏菌引起的人兽共患病，对人类健康、宠物和畜牧业生产都有极大危害。

（一）病原

布鲁氏菌属主要由羊种布鲁氏菌、牛种布鲁氏菌、猪种布鲁氏菌、犬种布鲁氏菌、绵羊附睾种布鲁氏菌及沙林鼠种布鲁氏菌组成。羊种、牛种、猪种和沙林鼠种布鲁氏菌为光滑型菌，而犬种和绵羊附睾种布鲁氏菌为粗糙型菌。

（二）来源

羊种布鲁氏菌是1887年英国随军医生Bruce从发热的士兵脾脏中发现，为了纪念第一位分离到这种细菌的英国医生，将这种细菌命名为Brucella，中文多翻译成布鲁氏菌或布氏杆菌。

牛种布鲁氏菌是1897年由丹麦兽医伯纳德从牛体中分离，主要引起牛发病，有时可感染羊等其他动物，也可感染人。

猪种布鲁氏菌是1914年从印第安纳州流产猪胎儿中分离出的，但直到1929年才确定为猪种布鲁氏菌。

1953年，发现了绵羊附睾种布鲁氏菌，1956年发现了沙林鼠种布鲁氏菌，1966年发现了犬种布鲁氏菌。

（三）传播途径

目前已知有60多种家畜、家禽和野生动物是布鲁氏菌的宿主。与人类有关的传染源主要是羊、牛和猪，其次是犬。

患布鲁氏菌病的动物，其分泌物、乳汁、流产胎儿等含有大量的病菌，易感动物直接接触带菌污染物，可经皮肤创伤或眼结膜感染，或采食了污染的饲料、饮水等而经口感染。

人在饲养、挤奶、屠宰及皮、毛、肉等加工过程没有注意防护，可被感染。尤其当帮助母畜接生胎儿，处理流产物时感染概率非常大。还有可能是食用被污染的食品，尤其是生乳、未熟的肉、内脏而被感染。

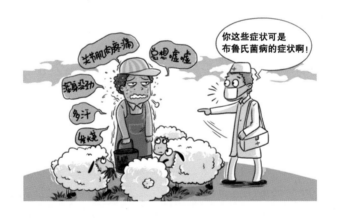

（四）临床症状

本病临床表现变化多端，就个别病人而言，其临床表现仅为局部脓肿，或几个脏器和系统同时发病。羊型和猪型布鲁氏菌病大多较重，牛型的症状较轻，部分病例可以不发热，国内以羊型布鲁氏菌病最为多见。病程一般可为急性期和慢性期，牛型的急性期常不明显。潜伏期7～60d，一般为2～3周，少数患者在感染后数月或1年以上发病。实验室中受染者大多于10～50d发病。

人布鲁氏菌病可分为亚临床感染、亚急性和急性感染、慢性感染、局限性和复发感染。

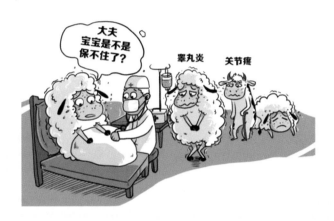

1. 亚急性和急性感染　急性发病者占10%～30%。少数患者有数日的前驱症状，如无力、失眠、低热、上呼吸道炎等。急性期的主要临床表现为发热、多汗、乏力、关节炎、睾丸炎等。

（1）发热　以弛张热型最为多见，波状热型虽仅占5%～20%，但最具特征性，其发热持续时间为2～3周，继以3～14d无热期后热再起，如此循环起伏而呈波状热型；多数患者仅有2～3个波，偶可多达10个以上。其他热型尚有不规则热型、持续低热等。

（2）多汗　是本病的突出症状。常于深夜清晨热急骤下降，出现大汗淋漓，大多患者有乏力感。

（3）关节炎　常使患者辗转呻吟和痛楚难忍，可累及一个或数个关节，主要为骶髂、髋、膝、肩、腕、肘等大关节，急性期可呈游走性。呈锥刺状痛，一般镇痛药无效。部分患者的关节有红肿。局部肿胀如滑囊炎、腱鞘炎、关节周围炎等也较多见。肌肉疼痛多见于两侧大腿和臀部，后者可出现痉挛性疼痛。

（4）睾丸炎　布鲁氏菌病的特征性症状之一，乃睾丸及附睾被累及所致，大多呈单侧性，可大如鹅卵，伴明显压痛。

（5）其他次要症状　有头痛、神经痛、肝脾肿大、淋巴结肿大等，皮疹较少见。

2.慢性感染　①以夜汗、头痛、肌痛及关节痛为多，还可有疲乏、长期低热、寒战或寒意、胃肠道症状等，如腹泻、便秘等；也有失眠、抑郁、易激动等表现。②急性期遗留的症状，如背痛、关节痛、坐骨神经痛等。固定而顽固的关节痛多见于羊型，化脓性并发症则多见于猪型。

（五）防治

1.动物的防治措施

（1）综合措施　防治原则是采取以检疫、淘汰疫畜和免疫健畜为主。

①管理传染源。对检出病畜全部扑杀。流产物及死畜深埋或无害化处理。对环境用10%石灰乳消毒，需3个月自然净化后才可重新使用。

②切断传播途径。卫生检疫监

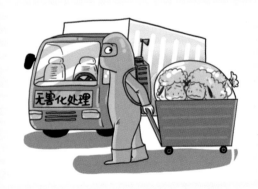

督、禁食患病动物肉及乳品，防治排泄物污染水源。

③保护易感动物。隔离与疫苗免疫。

④购买家畜必须经过检疫，确保家畜没有布鲁氏菌病。引种、补栏、贩运、屠宰或利用牛羊进行实验研究时，首先要看这批牛羊有无动物卫生监督机构出具的检疫证明。如果没有，这批动物就存在传染风险。

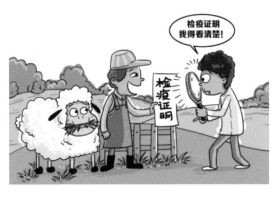

⑤国家针对布鲁氏菌病制定了专门控制计划，养殖家畜必须进行定期检测，对布鲁氏菌病剔除净化。首先是定期对畜群实施抽血检测，查看是否感染了布鲁氏菌病。其次是对感染动物实施扑杀和无害化处理，消灭病原菌。最后是在布鲁氏菌病流行严重地区实施免疫政策，防止牛羊感染布鲁氏菌病。对养殖场实施定期消毒，饲养圈舍要经常清扫，容易沾染病菌的物品要经常清洗消毒，家畜粪便要堆积发酵。

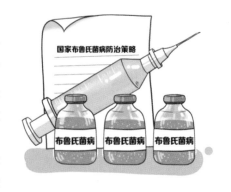

⑥家畜出现大面积流产，养殖者要及时向当地兽医部门报告；对于兽医部门确诊感染布鲁氏菌病的家畜，要配合做好处置措施。

（2）疫苗　对高流行区，疫苗免疫是有效的预防措施。疫苗免疫可以有效降低群体的带菌量，并防止感染的发生和扩大。等感染率降低到一定阶段后，可停止免疫，进行检测净化。

2. 人的防治措施　高危人群为在养殖场、屠宰场、畜产品加工厂的工作人员以及兽医及实验室工作人员，必须严守防护制度，做好消毒，并定期体检。特别是给羊和牛接生时，必须戴好口罩和手套，严禁徒手接生，及时洗手消毒。

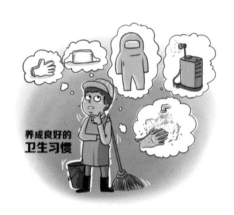

动物用疫苗均为弱毒的活苗，有一定的毒性，使用过程中，一定注意防护。普通人应注意尽量少接触养殖动物，如羊和牛等。去养殖场参观务必遵守养殖场防疫制度，不要随便近距离接触牛羊。接触后要采取洗手、换衣物等卫生措施。不要饮用未经消毒杀菌的奶制品，生熟案板要分开，肉煮熟烤熟再食用。

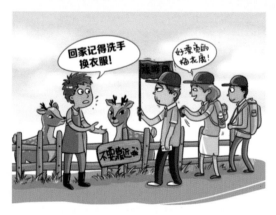

对未检疫或来路不明的肉制品、病死动物肉，必须做到不买、不吃、不接触，更不能出售。对自己的宠物定期体检，防止宠物和人的感染。人与人不传播，因此不用排斥感染病人。

七、结核病

结核病是由分枝杆菌感染引起的慢性人兽共患传染病。结核菌可侵入人体各器官，但主要侵犯肺脏，故称为肺结核病。目前，结核病仍然在全球广泛流行，耐药菌的出现为防治结核病增加了一定的难度。因此，世界卫生组织于1993年宣布"全球结核病紧急状态"，确定每年3月24日为"世界防治结核病日"。

牛结核病是由牛分枝杆菌引起动物和人的一种慢性细菌性疾病。严格按照该定义，牛感染牛分枝杆菌的疾病为牛结核病，人感染牛分枝杆菌引发的疾病应称为人的牛结核病，但人们常将其称为人兽共患结核病。

（一）病原

结核分枝杆菌复合群有结核分枝杆菌、牛分枝杆菌、羊分枝杆菌、鼠分枝杆菌和非洲分枝杆菌，其中鼠分枝杆菌只引起鼠结核，其余4个成员均能引起人和动物的感染，结核分枝杆菌是人结核病的主要病原，牛分枝杆菌和羊分枝杆菌主要引起动物结核病，但也能使人致病。其中牛分枝杆菌的感染范围非常广，牛、羊、马、骆驼、猪、鹿、犬、猫、狐狸、貂、獾等动物及人均可感染。

（二）来源

结核病是一个古老的疾病，人结核病俗称"肺痨"。

1882年，德国人科霍宣布发现结核病的病原为结核分枝杆菌，自此神秘病原终于揭开了面纱。起初，人们对牛分枝杆菌是否感染人很有争议。为此，英国政府于1901年任命了结核病皇家委员会，调查动物结核病和人结核病是否相同；动物结核病是否可以传染人，人结核病是否可以传染动物；动物结核病如何传染人并增加人感染结核病的风险。1911年，该结核病皇家委员会给出了最终结论，牛分枝杆菌可以感染人，并可引发临床疾病。

（三）传播途径

人和动物结核病的传播途径主要为呼吸道，部分由消化道传播。开放性结核病人是主要传染源，其痰液中含有大量的病菌，经飞沫传播给其他人。动物结核病的传染源主要为患病的动物，主要传播方式也是呼吸道传播，动物通过吸入感染牛的飞沫而传播。

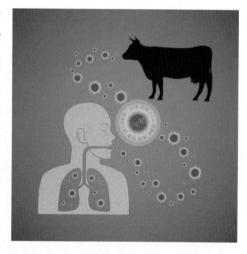

人感染人兽共患结核病的风险主要存在于饲养员、兽医等与结核病牛有密切接触的职业人群中。对于普通大众来说，感染人兽共患结核病的主要风险是食用未经巴氏消毒的生乳（鲜牛奶、鲜羊奶）及乳制品（奶酪、酸奶等）。

（四）致病性

人感染后不一定发病，潜伏期长短不一，有的可潜伏10～20年，有的潜伏3～5年，也有短至几个月的。儿童多为首次感染结核分枝杆菌的原发性感染，大多数感染者随着免疫力的建立，形成钙化灶而自愈，但钙化灶内可长期潜伏少量菌，当自身免疫力低下时（如老年人、患免疫性疾病的人），病菌可突破钙化灶，使人发病。首次感染的儿童有极少数由于免疫力低而导致结核性脑膜炎。

对动物的致病性潜伏期一般为3～6周，有的可长达数月或数年。由于动物的饲养环境和卫生状况等条件，动物感染后转化为开放性结核病的概率要远高于人。

（五）临床症状

1.肺结核　咳嗽、咳痰是肺结核最常见的早期症状，痰内带血丝或小血块。

2.胃结核　临床表现不一致，有些无症状或很轻微，有些类似慢性胃炎、胃癌，多数似溃疡病，患者有上腹部不适或疼痛，腹痛与进食无关。幽门梗阻所表现的呕吐多以下午、晚间为重，呕吐物为所进之食物，不含胆汁，潜血可为阴性，呕吐后腹胀减轻。除胃症状外还可伴全身结核症状，如乏力、体重减轻、下午发烧、夜间盗汗等。

3.肝结核　最常见的症状为发热和乏力。其他症状有食欲不振、恶心、呕吐、腹胀、腹泻。发热多在午后，有时伴畏寒和夜间盗汗；有低热者也有弛张热型者，高热可达39～41℃。身患结核病者可长期反复发热。

4.肠结核　临床表现早期多不明显，多数起病缓慢，病程较长，如与肠外结核并存，其临床表现可被遮盖而被忽略。

（六）防治

1.人的防治措施　早期发现传染源并合理治疗结核菌涂片阳性的病人，是预防结核病的根本措施。卡介苗接种是预防结核病的有效措施之一，广泛接种卡介苗能大大降低结核病的发病率。婴儿因免疫力低，为卡介苗接种的主要对象。6个月以内健康婴儿可直接接种，接种后阳性反应可持续5年左右。

2.动物的防治措施　动物因为没有可用的疫苗来预防，一般采取"监测、检疫、扑杀和消毒"相结合的综合性防治措施。对污染牛场或羊场进行反复监测，每次间隔3个月，发现阳性动物及时扑杀，按规定处理。剔除结核病牛后，应对场地进行全面消毒处理。

由于牛分枝杆菌和羊分枝杆菌也能感染人，因此应当注意避免与牛羊过多接触，不喝未经灭菌的牛奶和羊奶。牧场人员应做好防护，进出佩戴口罩，定期进行体检。

八、弓形虫病

弓形虫病又称弓形体病，是由刚地弓形虫引起的人兽共患病。在人体多为隐性感染；发病者临床表现复杂，其症状和体征又缺乏特异性，易造成误诊，主要侵犯眼、脑、心、肝、淋巴结等。

（一）病原

刚地弓形虫是专性细胞内寄生虫。分两个阶段发育，即肠黏膜外阶段与肠黏膜内阶段。前者在各种中间宿主和终末宿主感染病学主要的组织细胞内发育。后者仅于终末宿主小肠黏膜上皮细胞内发育。

弓形虫滋养体对温度和一般消毒剂都较敏感，加热到54℃能存活10min；在1%盐酸溶液中1min即死亡。包囊的抵抗力较强，4℃可存活68d，胃液内可耐受3h，但不耐干燥及高温，56℃经10～15min即死亡。卵囊对酸、碱等常用消毒剂的抵抗力都很强，但对热的抵抗力弱，80℃经1min即死亡。

（二）传播途径

弓形虫在自然界分布广泛，猫科动物是终末宿主，人和多种动物是中间宿主。患弓形虫病多因食入了孢子化的卵囊或吞食含有包囊及滋养体的肉、内脏等，除此之外还可经受损的皮肤、呼吸道、眼及胎盘等途径感染。

1. **先天性感染** 孕妇通过胎盘传播使胎儿感染。当孕妇在妊娠期内感染弓形虫病时，于虫血症期通过胎盘也可污染羊水，进入胎儿的胃肠道而引起宫内感染。

2.获得性感染 传播途径以饮食（生或未熟的肉、乳、蛋等）、水源污染和密切接触动物（猫、猪、犬、兔等）为主。输血或器官移植并发弓形虫病也有报告，经损伤的皮肤黏膜或唾液飞沫传播也有报道。

（三）致病性

弓形虫侵入人体后，经局部淋巴结或直接进入血液循环，造成虫血症。感染初期，机体无特异性免疫。血液中的弓形虫很快散播侵入各个器官，在细胞内以速殖子形式迅速分裂增殖，直到宿主细胞破裂后，逸出的速殖子再侵入邻近细胞。如此反复，发展为局部组织的坏死，同时伴有以单核细胞浸润为主的急性炎症反应。在慢性感染期，只有当包囊破裂，机体免疫力低下时，才会出现虫血症散播。

弓形虫可侵犯人体任何器官，其多发部位为脑、眼、淋巴结、心、肺、肝和肌肉。随着机体特异性免疫的形成，血液中弓形虫被清除，组织中弓形虫形成包囊，可长期在宿主体内存在而无明显症状。包囊最常见于脑和眼，其次为心肌和骨骼肌。一旦宿主免疫力下降，包囊破裂逸出的缓殖子除可散播引起上述组织坏死外，还可引起机体速发型超敏反应，导致坏死和强烈的肉芽肿样炎症反应。

（四）临床症状

一般分为先天性和后天获得性两类，均以隐性感染为多见。临床症状多由新近急性感染或潜在病灶活化所致。

先天性弓形虫病的临床表现复杂。多数婴儿出生时可无症状，其中部分于出生后数月或数年发生视网膜脉络膜炎、斜视、失明、癫痫、精神运动或智力迟钝等。

后天获得性弓形虫病病情轻重不一，免疫功能正常的宿主可表现急性淋巴结炎，约占90%。免疫缺损者（如艾滋病、器官移植、恶性肿瘤患者）常有显著的全身症状，如高热、斑丘疹、肌痛、关节痛、头痛、呕吐、谵妄，并发生脑炎、心肌炎、肺炎、肝炎、胃肠炎等。

眼弓形虫病多数为先天性，后天所见者可能为先天潜在病灶活性所致。临床上有视力模糊、盲点、怕光、疼痛、泪溢、中心性视力缺失等，很少有全身症状。炎症消退后视力改善，但常恢复不完全，可有玻璃体混浊。

（五）预防

1.孕妇做好孕前、孕中弓形虫常规检查。

2.家猫最好用干饲料和烧煮过的食物喂养，定期清扫猫窝，但孕妇不要参与清扫。

3.低温（-13℃）和高温（67℃）均可杀死肉中的弓形虫。

4.接触过肉类的手、菜板、刀具等，以及接触过生肉的物品要用清水冲洗。

5.蔬菜在食用前要彻底清洗。

6.提高医务人员和畜牧兽医人员对本病的认识及掌握本病的诊断和治疗方法。对人群和动物特别是家畜的感染情况及其有关因素进行调查，以便制定切实可行的防治措施。

7.做好水、粪等"两管五改"工作，要特别注意防止可能带有弓形体卵囊的猫粪污染水源、食物和饲料等。

九、日本血吸虫病

日本血吸虫即血吸虫，又称裂体吸虫。血吸虫病是由血吸虫寄生于人体引起的地方性寄生虫病。寄生于人体的血吸虫主要有3种，即流行于非洲北部的埃及血吸虫，流行于拉丁美洲及非洲中部的曼氏血吸虫以及流行于亚洲的日本血吸虫。

（一）病原

血吸虫病主要分两种类型，一种是肠血吸虫病，主要由曼氏血吸虫和日本血吸虫引起；另一种是尿路血吸虫病，由埃及血吸虫引起。在我国因只有日本血吸虫病流行，故通常将日本血吸虫病简称为血吸虫病。我国的血吸虫病是由裂体吸虫属血吸虫引起的一种慢性寄生虫病。

1. **成虫**　雌雄异体，虫体呈圆柱形，似线虫，雌虫常处于雄虫的抱雌沟内，呈合抱状态。雄虫较粗短，乳白色，虫体扁平，发达的口吸盘和腹吸盘位于虫体前部，腹吸盘大于口吸盘。虫体自腹吸盘以后，两侧体壁向外延展并向腹面卷折而成沟槽，称抱雌沟。睾丸通常为7个，串珠状纵形排列于腹吸盘后的虫体背侧。雌虫较细长，呈圆柱形，前段较细，后段较粗。因虫体肠管内含有红细胞被消化后残留的黑褐色色素而呈暗褐色。一个长椭圆形的卵巢位于虫体中部，子宫开口于腹吸盘下方的生殖孔。

2. **虫卵**　椭圆形，淡黄色，卵壳薄而均匀，无卵盖，卵壳一侧有一小棘，表面常有许多坏死组织残留物。

（二）来源及传播途径

感染日本血吸虫患者的粪便中含有活卵，为本病主要传染源。河流船户粪便直接下河以及居民在河边洗刷马桶是水源被污染的主要原因。随地大便，河边粪坑及用未处理的新鲜粪便施肥，被雨水冲入河流，造成水源污染。病畜（牛、羊、犬等）体内的虫卵随粪便排出，污染水源。

钉螺为血吸虫的唯一中间宿主，是本病传染过程的主要环节。钉螺喜栖在近水岸边，在湖沼地区及芦滩洼地上最多。在平原地区滋生于土质肥沃、杂草丛生、水流缓慢的潮湿地区，沟渠最多，岸边次之，稻田中最少。钉螺感染率以秋季为最高。

主要通过皮肤、黏膜与疫水接触受染。尾蚴侵入的数量与皮肤暴露面积、接触疫水的时间长短和次数成正比。

（三）临床症状

1.侵袭期　尾蚴侵入处有皮炎出现，局部有红色小丘疹，奇痒，数日内即自行消退。当尾蚴行经肺部时，亦可造成局部小血管出血和炎症，患者可有咳嗽、胸痛、偶见痰中带血丝等。

2.急性期　本期一般见于初次大量感染1个月以后，相当于虫体成熟并大量产卵时期。大量虫卵沉积于肠壁和肝脏，同时由于虫卵毒素和组织破坏时产生的代谢产物，引起机体的过敏与中毒反应。临床上常有如下特点：

（1）发热　为本期主要的症状，发热的高低、期限和热型视感染轻重而异。热型不规则，可呈间歇热或弛张热，热度多在39～40℃，同时伴有畏寒和盗汗。

（2）胃肠道症状　虫卵在肠道，特别是降结肠、乙状结肠和直肠大量沉积，造成急性炎症，患者出现腹痛和腹泻。由于肠道嗜酸性脓肿，可引起表层黏膜坏死形成溃疡，故常呈痢疾样大便，可带血和黏液。

重度感染者由于虫卵在结肠浆膜层和肠系膜内大量沉积，可引起腹膜刺激症状，腹部饱胀，有柔韧感和压痛，可误诊为结核性腹膜炎。

（3）肝脾肿大　绝大多数急性期患者有肝肿大，系由于大量虫卵结节形成，引起周围组织充血、水肿，造成肝急剧肿大，其质软，且有压叩痛。脾脏受虫卵毒素刺激而充血肿大，可明显触及。

（4）肺部症状　咳嗽相当多见，可有胸痛、血痰等症状。

3.无症状者　绝大多数轻度感染者可始终无任何症状，过去亦无急性发作史，仅于体检普查，或其他疾病就医时偶然发现。患者可有轻度肝或脾肿大，或皮内试验阳性，血中嗜酸性粒细胞增高，或其大便查出虫卵或毛蚴孵化阳性。

（四）防治

血吸虫病的防治是一个复杂的过程，单一的防治措施很难奏效。目前，中国防治血吸虫病的基本方针是"积极防治、综合措施、因时因地制宜"。

1.切断传播途径

（1）灭螺　灭螺是切断血吸虫病传播的关键，主要措施是结合农田水利建设和生态环境改造，改变钉螺滋生地的环境以及局部地区配合使用灭螺药。目前，世界卫生组织推荐使用的化学灭螺药为氯硝柳胺。在短期内不易消灭钉螺的湖沼洲滩地区，采用建立"安全带"的方法，即在人兽常到的地带（称易感地带）反复灭螺，以达到预防和减少感染的目的。

（2）粪便管理　感染血吸虫病的人和动物的粪便污染水体是血吸虫病传播

的重要环节，因此，管好人和动物的粪便在控制血吸虫病传播方面至关重要。

（3）安全供水　结合农村卫生建设规划，因地制宜地建设安全供水设施，可避免水体污染和减少流行区居民直接接触疫水的机会。尾蚴不耐热，在60℃的水中会立即死亡，因此，家庭用水可采用加热的方法杀灭尾蚴。此外，漂白粉、碘酊及氯硝柳胺等对尾蚴也有杀灭作用。

2.保护易感者　加强健康教育，引导人们改变自己的行为和生产、生活方式，对预防血吸虫病具有十分重要的作用。对难以避免接触疫水者，可使用防护药、防护用具，如涂擦苯二甲酸二丁酯油膏等防护药物或穿长统胶靴、经氯硝柳胺浸渍过的防护衣。由中国学者自行研制的青蒿素衍生物蒿甲醚和青蒿琥酯对童虫有很好的杀灭作用。

十、包虫病

包虫病又称棘球蚴病，是由细粒棘球绦虫的幼虫引起的人兽共患病。犬为终末宿主，羊、牛是中间宿主；人因误食虫卵成为中间宿主而患包虫病。

（一）病原

细粒棘球绦虫的成虫寄生在犬的小肠中，是带科绦虫中最小的一种。虫体长度为2～11mm，多数在5mm以下。虫卵为圆形或椭圆形，直径为30～40μm，内为六钩蚴，对外环境有较强的抵抗力。细粒棘球蚴囊或称包虫囊是寄生在中间宿主家畜和人体内的发育阶段，囊壁由两层构成，内层直接包裹着囊液，称为生发层。生发层之外的角质层系由生发层分泌形成，为无细胞的较坚韧的板层状结构。

（二）传播途径

家犬是细粒棘球绦虫的终末宿主，也是最主要的传染源。寄生在犬小肠中的成虫每7～14d虫卵成熟、孕节脱落一次。但在感染犬粪中有持续虫卵排出。寄生在中间宿主体内的细粒棘球蚴是细粒棘球绦虫生活史中的重要阶段，它以无性生殖的方式繁殖而且寿命很长，又不易受外界环境因素的影响。最重要的中间宿主是绵羊，绵羊有高度的易感性，在重流行地区绵羊的患病率可达90%以上。在细粒棘球绦虫的生活史中，人类是偶然感染的，并不参与寄生虫的生活史。人类的感染及在人群中的流行强度取决于犬/绵羊循环的传播水平及人类与之接触的密切程度。

家犬有舔拭肛门的习惯，由此可将虫卵散布于全身表面，当与人接触时随时可将虫卵传染给人。含有虫卵的犬粪可污染水源和土壤，通过水和土壤污染人的手、蔬菜和水果等。

（三）临床症状

1.**肝包虫病**　是临床上最常见的一种棘球蚴病。包虫囊压迫邻近组织或牵拉肝脏，可引起患者肝区疼痛，坠胀不适，上腹饱满，食欲减退。巨大肝包虫囊肿可使横膈抬高，活动受限，甚至出现呼吸困难。压迫胆总管可引起阻塞性黄疸。

2.**肺包虫病**　感染早期往往无明显症状，常经体检透视而发现。囊肿长大压迫肺组织与支气管，患者可出现胸痛、咳嗽、血痰、气急，甚至呼吸困难。肺部棘球蚴囊破裂，可突然咳出大量清水样液或粉皮样内囊碎片和子囊。临床表现为阵发性呛咳，呼吸困难。可伴有过敏反应，甚至休克。若大血管破裂，可出现大咯血。

3.**脑包虫病**　发病率较低，主要见于儿童。好发于脑顶叶及额叶，小脑脑室及颅底部少见，亦可见于硬脑膜及颅骨间等处。临床出现癫痫、颅内压增高的症状，常被误诊为肿瘤。

4.**骨包虫病**　较少见。棘球蚴开始位于骨髓腔内，生长缓慢,继而沿骨松质与骨孔蔓延，骨质破坏，引起病理性骨折。囊肿穿破骨皮质，侵入周围软组织，出现巨大包块。若再向皮肤破溃，则形成长期不愈的瘘管，流出脓液和包虫碎屑，并可继发慢性化脓性骨髓炎。若累及关节，可引起病理性脱位。病变初期无明显症状，随着病情的发展，可出现疼痛、麻木、肢体肌肉萎缩。脊椎、骶骨等处的囊肿可压迫神经，产生神经压迫的症状和体征，甚至截瘫。

5.其他部位　眼包虫病很少见，主要见于眼眶。棘球蚴也可寄生在肾、膀胱、输尿管、前列腺、精索、卵巢、输卵管、子宫和阴道等器官。此外，心、脾、肌肉、胰腺等部位也有棘球蚴寄生的报道，其症状与良性肿瘤相似。

（四）预防

1.强化和普及健康教育。

2.对家犬实行登记管理、严格控制无主犬。

3.治疗病犬。

4.严格管理市场和家庭屠宰，防止家犬接触包虫感染的脏器。

5.到牧区应注意自身防护。

十一、钩端螺旋体病

钩端螺旋体病是由各种不同型别的致病性钩端螺旋体所引起的一种急性全身性感染性疾病，属自然疫源性疾病，鼠类和猪是两大主要传染源。其流行几乎遍及全世界。我国大多数省、市、自治区都有本病的存在和流行。

（一）病原

致病性钩端螺旋体为本病的病原。钩端螺旋体呈细长丝状，圆柱形，螺旋盘绕细致，有12～18个螺旋，规则而紧密。钩端螺旋体的一端或两端弯曲成钩状，使菌体呈C形或S形。菌体长度不等，一般为4～20μm，平均为6～10μm，直径平均为0.1～0.2μm。钩端螺旋体运动活泼，沿长轴旋转运动，菌体中央部分较僵直，两端柔软，有较强的穿透力。

钩端螺旋体对理化因素的抵抗力较强，在水或湿土中可存活数周至数月，对干燥、热、日光直射的抵抗力均较弱，56℃经10min即可杀死，60℃只需10s，对常用消毒剂如0.5%来苏儿、0.1%石炭酸、1%漂白粉等敏感，10～30min可杀死，对青霉素、金霉素等抗生素敏感。

（二）致病性

1. 溶血毒素　不耐热，对氧稳定，具有类似磷脂酶的作用，能使细胞膜溶解，当注入羊体内时，可使羊出现贫血、出血坏死、肝肿大与黄疸、血尿等症状。

2. 细胞毒因子　在试管内对哺乳动物细胞有致细胞病变作用，小鼠脑内接种1～2h后出现肌肉痉挛，呼吸困难，最后死亡。

3. 内毒素样物质　其性质不同于一般细菌的内毒素，但也能使动物发热，引起炎症和坏死。

（三）来源和传播途径

传染源为带菌黑线姬鼠、带菌猪和带菌犬。人的皮肤与黏膜直接接触带菌动物及其排泄物是钩端螺旋体最主要的入侵途径。人对钩端螺旋体普遍易感，感染人群以青壮年为主，男性高于女性，感染后可获较强同型免疫力。钩端螺旋体病全年均可发生，主要流行于夏季和秋季。

（四）临床症状

1. 早期　为钩端螺旋体血症期，多在起病后3d内，表现为发热、头痛、恶心、呕吐、全身乏力、咽痛、咳嗽、眼结膜充血、腓肠肌压痛、全身浅表淋巴结肿大、腹泻等症状。

2. 中期　为器官损伤期，在起病后3～14d，此期患者出现器官损伤表现，如咯血、肺弥漫性出血、黄疸、皮肤黏膜广泛出血、蛋白尿、血尿、管型尿和肾功能不全、脑膜脑炎等。

此期根据临床表现可划分为流感伤寒型、肺出血型、黄疸出血型、肾功能衰竭型、脑膜脑炎型。

3. 恢复期或后发症期　患者退热后各种症状逐渐消退，但也有少数患者退热后经几日到3个月再次发热，出现症状，称后发症。表现为后发热、眼后发症、神经系统后发症等症状。

（五）预防

钩端螺旋体病的预防和管理需采取综合的措施，这些措施应包括动物宿主的消灭和管理、疫水的管理、消毒和个人防护等方面。

1.避免犬与带菌动物（尤其是猪与鼠类）及被其尿所污染的水、饲料接触，被污染的环境可用2%～5%漂白粉溶液、2%氢氧化钠、3%来苏儿消毒。

2.做好驱鼠、灭鼠工作。

3.严禁饲喂病畜肉及带菌动物的生肉及其产品。

4.对较大的犬群每年进行1次检疫，发现病犬及可疑感染犬，应及时隔离。青霉素、链霉素对本病有很好的疗效，尤其在早期应用，效果更好。但必须连续治疗3～5d，才能起到消除肾脏内钩端螺旋体的作用。

5.采取药物预防。我国尚无犬用钩端螺旋体菌苗，国内外有与其他疫苗结合的多联苗，可给犬预防接种，但菌苗必须包括当地主要流行菌型。如无菌苗，可在流行期间采用药物预防，即在犬粮中加入土霉素（每千克犬粮加入土霉素0.75～1.5g）或四环素（每千克体重1～1.5mg），连喂7d，可控制犬的感染。

6.饲养病犬的人员，不要再与健犬接触。

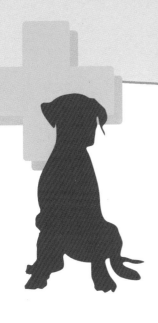

养宠科学防护

目前，我国城镇养犬、猫的人越来越多。但很多宠物主人缺乏科学饲养知识，防疫意识淡薄，自我保护意识较差，对宠物与人之间相互传播的传染病不够了解，对宠物检疫、伤口处理、狂犬病疫苗接种等认识不足；生物安全观念缺乏，遗弃宠物，随意处置宠物尸体和粪便，带来了公共卫生隐患；许多城市每年有大量宠物因发病、致残等原因被遗弃，造成流浪动物无序繁殖，宠物带来的人兽共患病问题也接踵而至。那么养宠家庭应该如何建立科学防护观？怎样做才能既保护宠物和主人的健康与安全，又能有效预防人兽共患病呢？

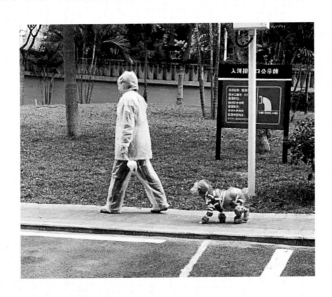

一、养宠基本防护

1.安全手套及防护口罩 在清除宠物的排泄物或者清洁宠物的用品、用具等时，佩戴手套和口罩可有效阻止细菌通过口腔等途径入侵人体，并且可以减少宠物毛发、皮屑等细小物接触人体的机会。

2.带宠物外出时注意事项

（1）在和宠物一起外出的时候要使用牵引绳并提前给宠物戴上嘴套，可以防止宠物乱食或误食东西，从而减少宠物感染疾病的可能性，为家庭的健康提供保障。

（2）主人要随身携带塑料袋和纸巾，当宠物在路边排便时，及时用纸巾将粪便包好装入塑料袋后丢至垃圾箱，主人应当用湿纸巾清洁自己的手，回家后再反复洗手。

3.为宠物搭建一个小窝 为宠物搭建一个属于它的单独小窝，不仅可以让宠物有一个固定的栖身之所不致乱跑，而且还可以大大降低清洁、打扫的难度，同时也有助于宠物的健康成长。

4.一个专门的宠物排泄场所 为宠物准备一个专门的排泄场所，会大大减少清洁的麻烦，使家庭更加卫生、整洁、干净。

二、正确消毒

1. 家居养宠环境消毒　养宠家庭一般需要对宠物经常接触的生活环境进行消毒，如客厅、卧室等地面，沙发、地毯等生活用品，笼舍、水壶、食盆、厕所、宠物窝垫、衣物、玩具等宠物用品。另外，宠主进家不要先摸宠物，应将换下的鞋子放在宠物够不到的地方，洗手消毒、换好家居服后再与宠物亲近。

2. 消毒剂的选择　75%酒精和含氯消毒剂都是可以进行有效消毒的，但使用时一定要注意用量，不要增加浓度，比例不适当反而不利于消毒。最好选择有品质保证的宠物专用消毒剂，如安立消、卫清宁等。在使用时应严格按照说明书稀释。此外，一些香味比较浓的产品试图用香味掩盖异味，这样的产品尽量不要选择，可能会对宠物呼吸道、脏器等造成损伤。

3. 使用消毒剂注意事项　以84消毒液为例，84消毒液是最常用的含氯消毒剂，有很强的腐蚀性和刺激性，会对犬猫造成伤害，一方面可能会灼伤宠物的皮肤和脚垫，另一方面如果被舔食，还可能造成呼吸困难、呕吐、腹泻，甚至死亡。如果用84消毒液，建议擦拭和拖地，且分区域分别消毒，开窗通风。对于养猫的家庭不建议用84消毒液，因为猫对于84消毒液比犬更敏感。

三、宠物自身防护

1.宠物的食品应到宠物专卖店中购买或专购专做。

2.不要饲喂主人的剩菜剩饭。

3.不要给宠物喂食生鱼、生肉、生乳等未煮熟的食物。

4.对宠物的毛发、排泄物等要进行清理，对其脚爪要进行消毒，防止将疾病带回家。

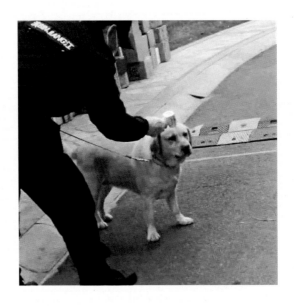

5.多注意宠物的卫生，定期给宠物洗澡。在给宠物洗澡时，宠物的皮肤因为毛发被水打湿后会很明显地裸露出来，这样可以发现宠物是否有皮肤病，能够及时治疗，还可以清理其身上的跳蚤和掉落的毛发等。

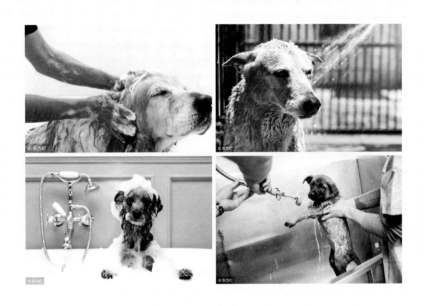

6.不要带宠物到野外，降低与野生动物接触的机会。

7.不要让宠物靠近其他动物的粪便。

8.定期清洗消毒宠物的用品，如牵引绳、嘴套、水盆、食盆、猫砂盆等。

四、宠物疾病的预防

（一）定期带宠物注射疫苗

1.为什么要给宠物打疫苗？

（1）预防人兽共患病，保护宠主。做好动物传染病的防治和免疫工作，特别是人兽共患病的免疫接种工作，建立科学的动物免疫程序，推行制度化免疫，做好防疫工作，防止宠物疾病传染人。

（2）预防宠物之间传染疾病，保护宠物。

2.宠物接种疫苗一定要到正规机构

（1）正规注射疫苗资质的防疫站或医院。

（2）认证医师，标准操作流程。

（3）认证疫苗，批号可查。

（二）宠物驱虫

宠物的日常护理中，驱虫是无法缺少的环节，关乎宠物的身体健康，宠物是很多寄生虫的中间或终末宿主，如果不定期驱虫，会影响宠物的身体健康，如营养不良、腹泻、呕吐、食欲不振，严重的甚至有可能危害宠物的生命安全。有些寄生虫可以传染给人，如体内寄生虫（蛔虫、绦虫等）、体外寄生虫（虱、跳蚤等），还有一些疾病会通过寄生虫传播给人，因此，定期驱虫对宠物和宠主的身体健康都十分重要。

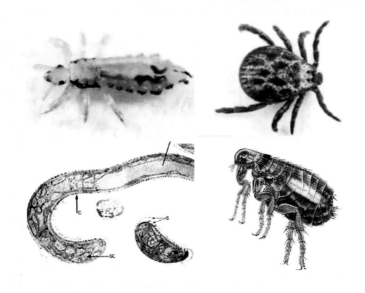

（三）宠物体检

宠物健康检查是保证宠物健康和宠主健康的关键。

一般患病不重时宠物并不表现出异常，宠主很难发现，如果任由不管，等到宠物出现症状，可能就是疾病的后期，会导致治疗受到影响，甚至难以治愈，消耗宠主的金钱、时间、精力，同时也让宠物遭受更大的痛苦，最终可能面临失去爱宠的风险。通过定期体检监控，在疾病初期指定治疗方案和活动计划，可以有效地提高治疗效果。

宠物在患有一些人兽共患病时，就可能是疾病携带者、传播者，及时给宠物体检，可降低疾病传染给人的风险。例如，宠物携带弓形虫、布鲁氏菌等病原。有些病原宠物表现为隐性经过，可对人就会造成很大的危害。

五、与宠物接触要注意什么？

（一）什么是亲密接触？

如有些人从外面回到家里喜欢将宠物抱起，任其在自己的脸上、手上等处用舌头舔来舔去，还有些人晚上睡觉时也抱着宠物；冬天外出时将宠物放在怀里取暖等。

（二）亲密接触时要注意什么？

这种近距离的接触极易造成宠物对人的直接伤害，也易将带菌的分泌物沾在人的身体上，在时机成熟时侵入人体而发病。

1. 做好宠物的卫生清洁和疫病预防工作　对宠物的排泄物要及时加以处理，定期为宠物驱虫、注射疫苗和体检；宠物患病要及时到宠物医院就诊，也可以带宠物到宠物医院进行消毒，这样可以大大降低人与宠物因为经常接触而可能患病的危险。

2. 与宠物亲密接触的注意事项

（1）宠物疾病多发期避免亲密接触　在春季和夏季，动物体内会滋生更多的细菌，极易蔓延到人身上，使人感染一些疾病。春季属于大多数宠物的发情期和脱毛期，它们的情绪会变得不安和无常，尤其在饮食、打斗或哺乳时，更应该避免肢体接触。

在高温炎热的季节，主要是7—9月，动物的性情会发生较大的变化，往往会出现易怒急躁等表现，即使温顺的小动物也不例外，这也是犬、猫等宠物攻击人的高发期；夏季人们户外活动增多、穿着较少，与这些宠物亲密地接触，很容易被咬伤、咬破，引发疾病。

另外，每年的春节期间，人们燃放鞭炮容易使宠物受到惊吓，宠物受惊后极易伤人，因此这段时间也应当减少与宠物亲密接触。

（2）与宠物亲密接触要讲究方法　我们习惯于抚摸自己的宠物以表达喜爱之情。其实抚摸宠物也要讲究方法，应该手心向下慢慢接近它。

（3）孕妇不要与宠物亲密接触　怀孕其实跟养宠并不冲突，在怀孕期间，跟爱宠"约法三章"，可以避免很多的麻烦。孕期尽量不要让宠物外出，并减少和其他宠物的接触，防止宠物感染病原。另外，饲养过程中，准妈妈应尽量避免与宠物过分亲密，特别是不要接触宠物的粪便。

（4）小孩不要与宠物亲密接触　很多人说犬很乖巧，猫咪很听话。可是每年都有很多小孩被咬伤、抓伤。因此，一定不要让小孩与宠物亲密接触，这是对小孩的保护。

在人兽共患病流行的过程中动物是疾病发生的重点，因此，我们建议最好要与宠物分室、分餐，还可考虑笼养。这样既减少了人与宠物直接近距离接触，避免人兽共患病，也便于宠物住所的清扫。

六、被宠物咬伤，应如何处理？

（一）宠物咬伤处理程序

被宠物抓伤或者咬伤时，可以按照以下方法进行处理。

1. 正确处理伤口　被抓伤或者咬伤后，伤口的正确处理是防止发病的关键，越早处理越好。最好能取得医生的帮助，当然亦可自行处理，其方法是先将伤口挤压出血，第一时间用大量浓肥皂水冲洗伤口，持续冲洗15min。同时用手挤压伤口周围部位尽量将血挤出。用肥皂水冲洗后，立即用2.5%碘酒或者75%酒精对伤口进行消毒。只要未伤及大血管，一般无需包扎或缝合。

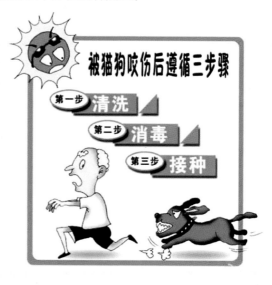

2. 注射狂犬病疫苗　动物之间由于互相打斗撕咬，可相互传染狂犬病病毒，故人被咬后同样可以感染狂犬病。为保险起见，凡被犬或其他动物咬伤者，都要及时注射狂犬病疫苗。最佳时间是咬伤后的24h内接种。

（二）如何判断宠物是否携带狂犬病病毒？

如果您家里的宠物属于以下情况，携带狂犬病病毒的概率很小，可判断为健康宠物。

1.宠物定期接种疫苗或者已接种过有效狂犬病疫苗。

2.宠物来历清楚且没有放养在外。

3.宠物没有与疑似患有狂犬病的动物进行接触，也没有被来历不明的动物咬伤过。

4.宠物无生病，也无行为异常的表现；攻击人是出于特定的原因，例如，与宠物玩耍时，具有护食、护仔行为；处于发情期的宠物，或者因不当行为引起宠物的主动防御而受到攻击。

七、如何清理宠物的毛发?

(一) 准备宠物专用床

很多家庭养宠物都喜欢放养，宠物可以跳上沙发或者床，这样床和沙发上会有很多宠物的毛发。为宠物准备一张宠物床，这样就可以保证毛发集中在一个区域，可以更好地清理了。

(二) 定期梳理宠物毛发

应当每周梳理宠物毛发2～3次，尤其在春季和秋季毛发脱落季节，要经常梳理宠物的毛发，这样不仅能促进动物皮肤的血液循环，还可以加快它们的脱毛进程。平时梳理宠物毛发还能去除毛发里的灰尘和老化的毛发；有利于防止毛发缠结；保持皮肤清洁健康，使犬不易感染疾病和体外寄生虫；使自然分泌的油均匀分布于毛皮；使毛发看起来更健康，更有光泽。刷理毛发最好在户外进行，或在浴室，这样有助于清理脱落的毛发。

(三) 勤打扫房间

每周清理几次房间，地毯上堆积的毛发可用吸尘器清理。地砖或硬木地板上的毛发，可以使用静电拖把清扫，也可以用一双旧丝袜套在扫帚上，扫地时因产生静电将毛发、灰尘等吸附在丝袜上面。清扫是为防止毛发转移到家里的其他地方。

家里有很多卫生死角也是宠物毛发的聚集地，很容易沾染空气中的灰尘，并滋生细菌。例如，门后面、家具底部、沙发下等日常打扫常忽略的地方，可以使用橡胶刷来清扫，防止毛发转移到家里的其他地方，也可以使用宽胶带，在床上、沙发上粘几下，就能轻松除去宠物毛发。

（四）给宠物剃毛

　　炎热的季节，可以适当给宠物剃毛，这是减少宠物毛发脱落最简单有效的方法，还能让宠物凉爽一点。

　　家庭饲养宠物时，不建议铺设地毯，犬猫喜欢毛茸茸的东西，喜欢在地毯上打滚，地毯就成了大部分细菌、真菌、寄生虫的温室了。

八、文明养宠

养宠行为是个人素质和社会责任的综合体现，争做文明养宠人，创建和谐美好家园，是每个养宠人的责任和义务。

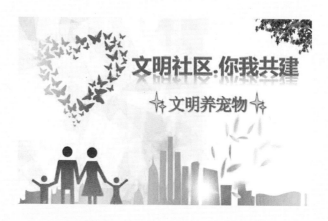

（一）拒绝饲养野生动物

近年来，随着人们豢养宠物种类、数量的不断增加，出于喜爱和好奇，一些人将来自野外或是野生种源人工繁育的后代作为宠物饲养。

为了维护生物安全和生态安全，有效防范重大公共卫生风险，切实保障人民群众生命健康安全，加强生态文明建设，促进人与自然和谐共生。2020年2月24日，十三届全国人大常委会第十六次会议表决通过了《关于全面禁止非法野生动物交易、革除滥食野生动物陋习、切实保障人民群众生命健康安全的决定》

（以下简称《决定》）。《决定》规定了严厉惩治非法食用、交易野生动物的行为。因此，在选择饲养宠物时，要拒绝饲养野生动物，不饲养来路不明的宠物。

我们获取宠物时，应当从那些专门办理宠物销售许可证的经营个体或专门的宠物交易市场购买，要掌握宠物的来源，确定是经过隔离繁殖的，一定要向其索要相关部门给宠物开具的健康证明。建议到正规的宠物救助中心，以领养代替购买。

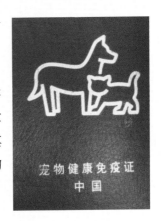

（二）及时给宠物办证

及时将饲养年龄满三个月的宠物送至兽医主管部门的指定地点接受狂犬病免疫接种、植入电子标识，并携带相关证件到居住地派出所办理宠物登记证。

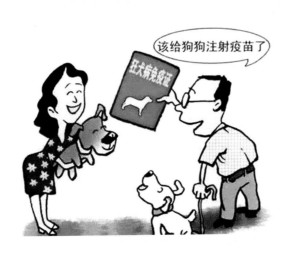

（三）规范养宠物

携带宠物外出要系好牵引绳（长度不要超过2m）；大型宠物要带嘴套；乘坐电梯或者上下楼梯时，要避开高峰、避让他人；禁止把宠物带入办公楼、学校、医院、体育馆、博物馆、图书馆、候车（机、船）室、餐饮场所、商城、宾馆等场所或者公共交通工具上。

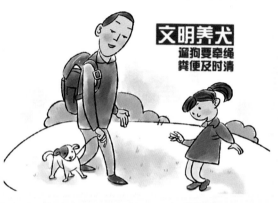

如果宠物不慎咬伤他人时，宠主要主动对伤者实施救治，必须让伤者到指定医疗机构注射狂犬病疫苗。

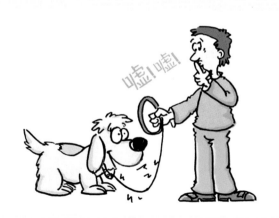

九、要有爱心，不遗弃伴侣动物

不从非法商贩处购买伴侣动物，不遗弃不虐待家养伴侣动物，不虐待不伤害流浪小动物，不吃猫、犬的肉，做到尊重生命，关爱生命。不随意饲养流浪动物。遇到流浪动物，要及时联系流浪动物收容所或流浪动物救助中心。